CHOLÉRA

INFANTILE.

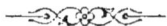

ÉPIDÉMIE OBSERVÉE PENDANT LES MOIS D'AOUT 1863 & 1864.

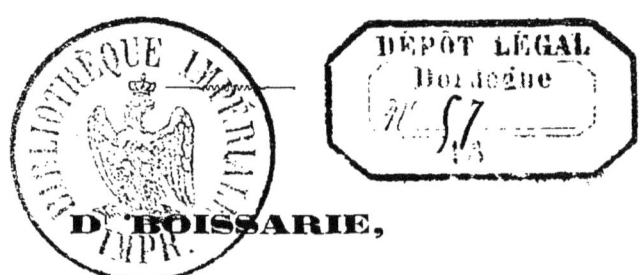

Dr BOISSARIE,

Ancien interne des Hôpitaux de Paris,

Membre de la Société Médicale d'Observation,

Membre correspondant de la Société Impériale de Médecine de Bordeaux,

Médecin consultant à Cauterets.

PÉRIGUEUX.

IMPRIMERIE DUPONT ET Ce, RUE TAILLEFER

1865

CHOLÉRA INFANTILE.

ÉPIDÉMIE OBSERVÉE PENDANT LES MOIS D'AOUT 1863 ET 1864.

Mémoire présenté à la Société Impériale de Médecine de Bordeaux, renvoyé à une Commission composée de MM. Flornoy, Fons, Dubreuil, rapporteur.

Une grande mortalité s'est déclarée parmi les enfants à la mamelle, dans le courant des deux derniers étés que nous venons de traverser. L'affection qui les frappait a été remarquable par sa gravité exceptionnelle, la rapidité de sa marche, sa terminaison presque constamment funeste.

Surpris au milieu de la plus parfaite santé, les enfants, tourmentés par des vomissements répétés, une diarrhée verdâtre, jaune ou purement séreuse, présentaient bientôt une décomposition rapide des traits; le teint pâle, les yeux enfoncés, cerclés de bleu, la physionomie inerte, et enfin, la peau devenue froide; la mort survenait tantôt au bout de quelques heures, tantôt au bout d'un jour ou deux. A ces signes il était facile de reconnaître des accidents cholériformes, et de rattacher ces divers symptômes au choléra infantile.

Cette affection, intéressante à plus d'un titre, a été successivement comprise sous diverses dénominations. Cette richesse de synonymie a introduit quelque confusion dans son étude ; elle repose, en effet, moins sur une question de mot que sur une question de nature. — Nous croyons donc utile d'entrer dans quelques détails sur son historique.

Les auteurs américains, les premiers, l'ont fait connaître sous le nom de *cholera infantum (Philadelphia Journal)*, et de *summer disease*, maladie d'été, époque pendant laquelle elle règne d'une manière épidémique. Parmi eux, nous devons citer Rush, Dewees, Coudie, Parrish. Dewees en a donné une monographie complète dans *A Treatise on the physical and medical treatment of children* (W. P. Dewees. — 2ᵉ édition, Philadelphie 1826, p. 395). L'étude des symptômes est très complète. Il trouve, à l'autopsie, tous les signes d'une gastro-entérite violente. Son traitement est surtout basé sur les toniques, et en particulier sur le café ; du reste, il recommande aussi les vomitifs, le calomel, le laudanum en lavements, et les frictions sèches. Pour lui, le meilleur traitement prophylactique consiste à éloigner les enfants des centres d'épidémie pour les conduire à la campagne.

Rush les nourrit de lait, les couvre de flanelle, évite de leur faire manger des fruits ; aussitôt après l'apparition des dents, il leur fait donner une nourriture animale.

Parrish *(Remarks on the prophylactic treatment of* cholera infantum, *The Nord medical and physical Journal*, july 1826) commence son mémoire en ces termes : « La grande mortalité du choléra des enfants rend cette maladie vraiment digne de l'attention des médecins. On connaît trop les ravages qu'elle exerce sur les populations de nos grandes villes. Aucune maladie ne contribue davantage à grossir nos registres de mortalité ; c'est, pour nos contrées, un fléau non moins redoutable que la phthisie. »

Parrish insiste sur la nécessité d'une alimentation tonique et excitante comme moyen prophylactique. Il est parvenu à élever de la sorte l'enfant d'une dame dont huit enfants avaient déjà succombé au choléra. Dès sa première enfance, il lui faisait boire tous les jours quelques cuillerées de thé de gingembre ; plus tard, du jus de viande. La nourrice, pendant l'été, prenait des aliments très nutritifs ; on avait soin surtout de ne lui faire manger ni fruits ni légumes.

La seconde année, on fit prendre à l'enfant du beefsteak, du thé, du vin de Porto, etc. C'est ainsi qu'il passa l'époque de la dentition sans éprouver les atteintes d'une maladie dont l'idée seule inspirait à la mère les plus grandes inquiétudes.

Les auteurs français, allemands et anglais, faute de pouvoir s'entendre sur sa véritable signification, l'ont considéré aux points de vue les plus différents ; aussi le trouvons-nous successivement rangé sous le nom de ramollissement de l'estomac, d'entérite cholériforme, d'inflammation aiguë des plaques de Payer.

Billard *(Traité des maladies des enfants*, 1837, p. 444,) désigne sous le nom de choléra une affection qui, dit-il, ne s'observe pas en France, et qu'il n'a jamais été à même de voir. Il cite, à ce propos, les travaux américains. Pour lui, il ne voit dans ces symptômes que ceux d'une violente gastro-entérite compliquée parfois d'hémorrhagie. Son annotateur ajoute : « Depuis que Billard a écrit ces lignes, nous avons pu observer le choléra dans nos contrées. Dans le courant de l'année 1834, il augmenta d'un sixième la mortalité de la première enfance, comprise depuis la naissance jusqu'à cinq ans. D'après les renseignements fournis par Baron aux Enfants-Trouvés, les nouveaux-nés et les enfants à la mamelle ont été en quelque sorte exceptés de l'épidémie : il n'y a eu que huit cas sur plus de cinq mille enfants. Du reste, les nourrices atteintes du choléra ne le communiquaient pas à leurs nourrissons. » Il cite à ce propos quatre observations recueillies par le docteur Pattin (*Gaz. médic.*, 1832, p. 367).

Ainsi donc Billard n'a observé ni le choléra proprement dit, ni l'entérite cholériforme. Il croit décrire la première de ces affections en donnant les descriptions de Dewees, qui ne se rapportent qu'à la seconde. L'annotateur, trompé par la similitude des termes, croit compléter l'article en donnant un aperçu de l'épidémie du choléra de 1834 et de son influence sur les enfants. Ce défaut d'entente nous permettra, d'ailleurs, de comparer entre elles deux affections si distinctes, et d'en faire ressortir toutes les différences.

Dans le même auteur, on trouve, à l'article « *Ramollissement gélatiniforme de l'estomac* » (p. 362), une description très exacte de l'affection qui nous occupe. C'est, du reste, sous ce titre qu'il faut la chercher dans le plus grand nombre des auteurs, jusqu'à ce que le retour se fasse, avec M. Trousseau et autres, vers les idées américaines. Cruveiller, Baron, la décrivent sous le même nom. Nous en dirons autant de Nœgel, Roise, Bamich, Vicsemann, Vogel, Hufeland, Bhades, Blasius, Pommez.

Le Dr Lener, comparant entre eux Jæger et Abercrombie, déclare que ces deux auteurs ont décrit la même maladie sous des dénominations différentes ; et si Jæger en place le siége dans l'estomac, c'est qu'il n'examinait guère que cet organe, tandis qu'à son tour Abercrombie ouvrait seulement l'intestin.

Enfin, arrive Hunter, qui déclare que le ramollissement gastrique n'est qu'un phénomène cadavérique. Les Drs Friedleben et Fleisch, de Francfort, placent le siége de la lésion dans l'intestin, et la désignent sous le nom d'inflammation aiguë des plaques de Payer. Reprenant après Camwell l'opinion de Hunter, M. Trousseau déclare le ramollissement de l'estomac un phénomène cadavérique, affirme que l'intestin est le véritable siége de la maladie, et, frappé de ses analogies avec le choléra, l'appelle entérite choblériforme. C'est dans ses leçons, publiées dans la *Gazette des Hôpitaux*, 1856 et 1858, que se trouvent exposées ses idées. Il s'étend longuement sur l'influence du sevrage, sur l'évolution des dents et la diarrhée qu'elles occasionnent souvent, sur les modifications que la maladie subit sous une influence épidémique ; enfin, sur les divers modes de traitement.

M. Nathalis Guillot, dans une leçon faite à l'hôpital Necker, et publiée dans le *Journal de médecine et de chirurgie pratiques*, 1853, p. 398, décrit aussi l'entérite choblériforme; insiste sur l'acidité des matières, qu'il cherche à détruire par l'usage des alcalins; prescrit la diète d'une façon formelle, suivant en cela les idées du médecin anglais Harris. Le fait capital, tant au point de vue du diagnostic que du traitement, réside dans la réaction fournie par les déjections.

Dans la même année, M. Mascarel, de Châtellerault, communiquait à la Société de Médecine de Poitiers plusieurs observations d'entérite choblériforme rapidement guérie par l'emploi du sous-nitrate de bismuth.

M. Lepetit, de Poitiers, vante l'action de l'acide sulfurique à l'intérieur, et des bains salés, dont il a tiré de bons résultats dans l'épidémie de 1859. *(Journal de médecine*, 1859, p. 513.)

La Faculté possède peu de thèses sur ce sujet. Parmi les principales, nous citerons : Bicordeau, 1858, qui étudie surtout cette affection chez le nouveau-né et dans les quinze premiers jours après sa naissance. Son travail contient vingt-cinq observations dans lesquelles on ne trouve guère que les détails d'anatomie pathologique. Du reste, il reproduit en tout point les idées de M. Trousseau, et a peut-être le tort de le considérer comme l'inventeur de la maladie.

Nous en dirons autant de la thèse de M. Jamet, 1863, calquée sur la leçon du même maître, et plus particulièrement consacrée à l'étude des diverses variétés de diarrhée ; de sorte que le choléra infantile n'y est traité que d'une façon incidente.

Citons enfin, en terminant, les travaux de Valleix, Legendre, Barrier, Bouchut, sur lesquels nous aurons occasion de revenir dans l'exposé de la maladie.

MM. Rillet et Barthez en donnent une excellente description ; et dans leurs généralités sur les affections gastro-intestinales, on trouve de précieux renseignements sur l'historique et les diverses dénominations du choléra infantile. Nous en avons cité les principales indications.

En résumant ces indications bibliographiques, il nous sera facile de les rattacher à deux points de départ différents.

D'abord, l'école américaine, qui, dès 1825, donne sous une dénomination appropriée une description exacte de l'affection qui nous occupe.

En second lieu, l'école européenne, qui place d'abord le siége de la maladie dans l'estomac, puis, détournée de cette idée par les travaux d'Hunter, revient avec M. Trousseau aux idées américaines, fait cesser la confusion qui existe sous ces diverses dénominations, et rapporte à l'intestin le siège de l'affection. Quant aux auteurs qui rattachent le choléra infantile aux phénomènes de la dentition, à l'acidité des matières, ils ne sauraient constituer une école distincte, ne différant des premiers qu'au point de vue de l'étiologie. Du reste, en dehors des auteurs américains, on ne saurait trouver une notion juste et complète de la maladie qui nous occupe; seuls ils paraissent avoir observé ces épidémies funestes qui déciment la première enfance dans le courant de l'été, favorisés sans doute en cela par des circonstances dont le concours s'observe plus rarement dans nos climats. En effet, malgré le grand nombre d'auteurs qui, parmi nous, ont écrit sur ce sujet, on ne trouve la relation d'aucune épidémie, mais plutôt une étude sur le choléra sporadique.

Étiologie.

Toutes les épidémies de choléra infantile ont été constamment observées pendant les chaleurs de l'été, et plus particulièrement pendant les mois d'août et de septembre; d'où la dénomination de *summer disease* (maladie d'été). Le maximum de l'épidémie de 1863 a été du 16 au 18 août, moment qui a précédé immédiatement une transition brusque dans l'atmosphère; son début remontait aux derniers jours de juillet, et les derniers cas se sont manifestés dans le commencement de septembre. Pour donner une idée exacte de la gravité de l'épidémie et de son intensité, nous avons voulu prendre la moyenne de la mortalité pendant les dix précédentes années, soit dans les mois d'août et de septembre, soit dans les autres mois, et nous sommes arrivés aux résultats suivants : Dans le mois d'août 1863, il est mort, dans un des rayons dans lesquels nous observions, 25 nouveaux-nés, alors que, dans les années précédentes, la moyenne ne dépassait guère 4 ou 5, et que, dans les autres mois, l'ensemble des décès était de 12 à 13, en y comprenant les personnes de tout âge. Dans l'année 1864, ces proportions sont restées les mêmes, sauf que le nombre des cas a été un peu moins considérable.

L'âge a une grande influence sur la production de la maladie. Au-dessus de deux ans, les observations deviennent très rares; le plus grand nombre se trouve compris dans les six premiers mois, et c'est ici que nous trouvons une différence essentielle avec le choléra proprement dit.

Ce dernier, en effet, d'après Baron Billard, semble excepter les nouveaux-nés et les enfants à la mamelle; aussi le nom de *cholera infantum* (qui ne parlent pas) paraît-il bien appliqué à la maladie qui nous occupe.

Nous trouverons la confirmation de cette règle dans les observations que nous aurons occasion de citer, et dont nous pouvons donner une idée par le tableau suivant :

Jean Rafaillat	2 ans.	Moujamie	13 mois.
Isonde	1 an.	Chambon	5 mois.
Zulma	19 mois.	Sivrac	8 mois.
Alexandre	8 mois.	Carrier	15 mois.
Cassagne	8 mois.	Dalix	8 mois.
Delrieu	18 mois.	Faure	14 mois.
Lasfargue	15 *jours*.	Capitaine	12 mois.
Galmot	1 an.	Thomas	20 mois.
Escoubeyran	1 mois.	Chaffen	20 mois.
Chapoulie	13 mois.		

Cette prédisposition du premier âge conduit les auteurs à rechercher la cause dans les conditions physiologiques qui le régissent, et d'abord dans la dentition.

M. Trousseau surtout a insisté sur ce point : le sevrage ne doit s'opérer qu'entre l'évolution de chaque groupe de dents, pendant le temps d'arrêt dans lequel le travail de la dentition cesse complètement. Il s'élève avec force contre ce préjugé assez répandu, que la diarrhée est favorable au moment de la dentition. Pour lui, si les accidents qu'elle détermine, amenés par le sevrage prématuré, viennent à coïncider avec la saison chaude, ils peuvent se transformer facilement en choléra infantile : ainsi, diarrhée de la dentition, sevrage prématuré, voilà le point de départ. A côté de ces causes, il en reconnaît de plus générales; la plus importante doit être attribuée au génie épidémique. En effet, entre le choléra sporadique et la même affection devenue épidémique, nous trouvons, dit M. Trousseau, la même relation qu'entre la grippe comparée et la bronchite simple, entre la dyssenterie et la colite aiguë. Ces différentes affections présentent des analogies, mais des dissemblances plus grandes encore. Lorsqu'elles sont épidémiques, quelque chose de particulier les domine, la spécificité y joue un rôle capital. De même que la bronchite simple, affection bénigne et passagère, revêt un caractère de gravité et de tenacité exceptionnel sous l'influence d'une cause générale; de même, lorsque la colite aiguë s'appelle dyssenterie, la maladie n'est véritablement plus la même, les symptômes sont différents, le pronostic autrement sérieux; de même encore, lorsqu'on lit la description que Sydenham nous a laissée du choléra-morbus, celle qu'on retrouve dans les auteurs du commencement du siècle, on sait combien elle diffère des nombreux exemples qu'on a pu observer pendant les épidémies de 1832 et celles qui ont suivi. Les mêmes nuances ne se retrouvent pas, pour le choléra infantile, chez les auteurs américains et les auteurs tant français qu'allemands ou anglais : les premiers ont décrit des épidémies meurtrières, les seconds des affections sporadiques; les descriptions des premiers diffèrent autant des seconds que celles de Sydenham peuvent différer de nos connaissances actuelles sur le choléra, avantage qu'ils doivent à un privilége singulier de leurs climats pour ces mêmes épidémies.

L'influence du sevrage n'est pas complètement démontrée. Dans les cas que nous avons observés, un grand nombre des enfants se trouvant compris dans les six premiers mois, échappent par conséquent à cette cause. Le même résultat se trouve consigné dans le relevé de MM. Rillet et Barthez : les deux tiers des enfants à peu près sont compris entre trois semaines et huit mois. M. Bicordeau, dans sa thèse, cite vingt-quatre observations chez les nouveaux-nés et dans les quinze premiers jours de la naissance ; pour lui, il ne l'a observé qu'à cette époque. Dans quelques-unes de nos observations, le sevrage a paru même exercer une influence heureuse sur le cours de la maladie.

Aucun auteur ne fait mention de la contagion ; et, quoique nous ayons constaté plusieurs cas de mortalité dans les mêmes maisons, sur les deux enfants d'une même nourrice, que l'invasion ait été consécutive, la part qui revient à l'épidémie est trop manifeste, trop considérable pour que nous puissions conclure en faveur de la première cause. Il y a, du reste, immunité entière de l'enfant à la mère.

Nous en disons autant du tempérament, des conditions sociales et même de l'hygiène, en réservant pourtant les cas sporadiques.

L'entérite cholériforme, comme toutes les grandes pyrexies, n'est pas d'ailleurs une affection de cause locale. M. Natalis Guillot fait très bien observer à cet égard que l'entérite n'est pas primitive, mais seulement l'expression locale d'une maladie générale. MM. Rillet et Barthez en placent le point de départ dans les troubles fonctionnels du nerf grand sympathique, parce que, disent-ils, ces troubles existent à un âge où on les observe le plus fréquemment sans lésion d'organes ; parce qu'on observe constamment une altération profonde de la nutrition, de la circulation, de la calorification; et si l'anatomie pathologique manque pour donner une démonstration mathématique de l'exactitude de cette théorie, on ne doit pas moins se contenter des preuves physiologiques. Ils ne sont pas, du reste, les premiers qui aient fait intervenir le système nerveux comme cause pathologique de cette affection. Teufel l'attribue aussi à une inflammation du nerf vague. Fischer, Jæger, Lenkossek, abondent dans le même sens. Enfin, le Dr Chossat, dans son remarquable mémoire sur l'inanition, trouve une analogie remarquable entre l'entérite cholériforme et l'inanition expérimentale : abaissement de la température, perte de poids, stupeur, diarrhée colliquative terminale.

En résumé, parmi les causes principales, nous trouvons la saison et la température, l'âge, l'épidémie; en second lieu, le sevrage, la dentition, et toutes les conditions de tempérament ou d'hygiène. Les quatre premières font partie de la nature même de la maladie.

Symptômes.

Le choléra infantile débute parfois d'une façon soudaine et foudroyante, parfois aussi il succède à une diarrhée qui dure depuis plusieurs jours; dans l'un et l'autre cas, les symptômes varient. Surpris au milieu de la plus parfaite santé, les enfants, au bout de quelques heures, ont le visage profondément altéré, les yeux sont caves, ternes, les pommettes saillantes, la bouche enfoncée; la peau est pâle et glacée, le pouls misérable, l'abattement extrême; les vomissements sont continus, ainsi que la diarrhée; enfin, la respiration s'accélère et devient stertoreuse, et les enfants meurent épuisés et froids. Tel est, en résumé, le tableau de l'invasion brusque.

Souvent, au contraire, la transition entre l'entérite simple et l'entérite cholériforme paraît insensible ; la diarrhée existait déjà, la nutrition se faisait moins bien, lorsque sont apparus les vomissements, d'abord rares, éloignés, puis de plus en plus fréquents; les garde-robes, d'abord lientériques, deviennent verdâtres; enfin les traits s'excavent, et l'affection se dessine tout entière comme dans le premier cas.

Sous une influence épidémique, le début est le plus souvent brusque; dans d'autres conditions, la seconde forme s'observe plus communément. Du 8 août au 20 août 1863 et 1864, presque tous les cas que nous avons observés ont été immédiats, sans prodromes accusés. — Nous allons citer les principales observations :

OBSERV. Ire. — Enfant Naur., âgé de 3 mois, remarquable par son développement et les excellentes conditions hygiéniques dans lesquelles il se présente, est pris subitement, le 17 août, de vomissements incoërcibles ; les garde-robes incessantes deviennent verdâtres ; sa figure est profondément excavée ; le nez, les extrémités sont froids ; le ventre est ballonné ; il pousse des cris plaintifs. Il reste dans cet état environ huit heures ; après quoi, une détente complète survient, et tout paraît rentrer dans l'état normal ; l'enfant reprend le sein, et son aspect extérieur perd son apparence cholériforme. Le lendemain, une seconde crise d'égale durée, d'égale intensité, reparaît dans les mêmes conditions. Elle est encore suivie du même calme. Enfin, à un jour d'intervalle, et pour la troisième fois, les accidents se reproduisent pour ne plus disparaître. Les vomissements s'arrêtent aux dernières heures, mais le refroidissement continue, et l'enfant meurt au commencement du cinquième jour.

Cette observation est remarquable par la forme des accès qui apparaissent à trois reprises différentes, et deux fois permettent d'espérer la guérison. C'est le seul cas dans lequel nous ayons observé cette intermittence. Nous n'avons par parlé du traitement, nous aurons occasion d'y revenir dans le cours de notre travail ; il n'a paru, d'ailleurs, exercer aucune influence sur le cours de la maladie.

II. — Enfant Chambr., 4 mois, bien développé, bien portant, est pris, le 16 août, de vomissements et de diarrhée. Ces accidents ne présentent pas tout d'abord une grande gravité ; la physionomie paraît peu modifiée ; mais le 20 août, quatre jours après, les traits s'excavent, les garde-robes deviennent verdâtres, la nutrition se trouble profondément, les extrémités se refroidissent. Nous employons successivement le bismuth, le nitrate d'argent en potion, les lavements laudanisés. Après avoir supprimé pendant les six premiers jours toute alimentation autre que le lait de sa nourrice, nous le supprimons à son tour, pour le remplacer par le bouillon et l'eau vineuse. Cette modification dans le régime reste sans effet, car l'absorption a cessé de se faire. Le 27 août, les vomissements disparaissent, mais tous les autres symptômes continuent, et l'enfant succombe le 29.

III. — L'enfant de la nourrice du précédent, âgé de 18 mois, était mort, le 18 août, dans les mêmes conditions, après dix jours de maladie. Cet enfant, mal nourri, avait été sevré prématurément pour céder le sein de sa mère à son nouveau nourrisson ; il était atteint de la coqueluche lorsque l'entérite s'est déclarée. Du reste, les symptômes ont été les mêmes que ceux que nous venons de décrire.

IV et V. — Dans deux autres observations, l'enfant de la nourrice déjà sevré et le second enfant qu'elle avait pris, ont été frappés également. Ce sont les seuls faits qui puissent plaider en faveur de la contagion.

VI. — Enfant Chassaing, 18 mois, très fort. Le début, chez ce malade, a été insidieux; les vomissements et la diarrhée pendant les six premiers jours ont paru par intervalle, sans présenter rien de caractéristique. Au sixième jour, une crise plus forte s'est déclarée, l'enfant poussait constamment des cris plaintifs, le ventre était ballonné, il refusait toute nourriture; en même temps, les traits s'altèrent. Le septième jour, le refroidissement survient, les vomissements s'arrêtent; il succombe le lendemain.

Dans tout le cours de l'affection, la langue est restée normale, il n'y a jamais eu de fièvre. Encore ici nous avons mis en usage les vomitifs au début; puis le bismuth, le nitrate d'argent en potion, les sinapismes, de larges frictions sur tout l'abdomen avec l'huile de crotontiglium; les lavements, avec deux gouttes de laudanum, toutes les heures.

Nous abrégeons tous les détails de nos observations, afin d'éviter des redites inutiles; nous allons même nous contenter d'énumérer les suivantes, en signalant les circonstances principales qui les concernent.

VII. — Enfant Ro., 15 mois, sevré à 13; mal nourri, mal soigné; trois jours de maladie, mort le 14 août.

VIII. — Alexandre M., 6 mois, est à sa quatrième nourrice; trois jours de maladie, meurt le 15 août : diarrhée verdâtre, vomissements s'arrêtant le dernier jour. — Enfant débile.

IX. — Guillemeau, 6 mois, deux jours de maladie, invasion foudroyante; pas de traitement, chute du rectum sous l'influence de la diarrhée; dès le début, aspect cholérique, refroidissement général; mort le 18 août.

X. — Balé, 9 mois, trente heures de maladie ; comme dans le cas précédent, refroidissement initial ; pas de traitement. Sa sœur, âgée de 6 ans, est atteinte de dyssenterie bénigne.

XI. — Peyrebru, 9 mois, bien développé, atteint de coqueluche et traité par le chloroforme à l'intérieur, est atteint, le 10 août, de vomissements répétés. La diarrhée provoque une chute du rectum. État général typhoïde, mais la langue est nette, le ventre souple, il n'y a pas de fièvre. Il meurt le 19 août ; les extrémités sont froides depuis la veille.

La grand'mère de cet enfant est emportée par une dyssenterie hémorrhagique grave.

XII. — Enfant Capit., 1 an, sevré. — Il était au quinzième jour d'une fièvre typhoïde caractérisée par l'altération de la langue, les phénomènes abdominaux les mieux accusés. Une amélioration sensible s'était manifestée, lorsque subitement la diarrhée devient verdâtre, les selles se répètent dix à douze fois dans les vingt-quatre heures ; ces matières tachent et corrodent fortement le linge. La physionomie s'altère rapidement ; il y a quelques vomissements. Après une durée de six jours, l'enfant succombe, présentant, depuis la veille, un refroidissement des extrémités.

Dans cette observation, nous trouvons la fièvre typhoïde servant pour ainsi dire de prodrome à l'affection cholériforme, et cette dernière, dès son apparition, dominant la scène et imprimant une gravité toute nouvelle.

Au milieu de l'épidémie, nous avons observé quelques cas de diarrhée simple chez les enfants à la mamelle, et qui n'ont pas subi l'influence générale. Ils se sont tous terminés par la guérison.

La constitution médicale pour les adultes a présenté peu de particularités qui méritent d'être signalées ; les dyssenteries ont été rares dans le cours d'août et de septembre ; nous n'avons observé qu'un seul cas de choléra. Pour les enfants, une épidémie de coqueluche a précédé l'invasion de l'entérite cholériforme, et cette dernière s'est terminée par une épidémie de fièvre typhoïde. La transition entre ces deux ordres de maladies, au lieu d'être brusque, a été, au contraire, insensible et graduelle ; il est même des cas qui ont paru participer du génie de ces deux affections, étant en quelque sorte mixtes. Nous aurons occasion de revenir sur ce sujet.

Après avoir décrit les symptômes tels qu'ils se sont présentés dans les divers cas que nous avons cités, tâchons de les résumer en les étudiant dans chacune des fonctions de l'organisme.

Fonctions digestives. — Les vomissements constituent un phénomène constant ; ils apparaissent dès le début, et vont en augmentant de fréquence jusqu'aux derniers jours ; alors ils disparaissent quelques heures, ou un ou deux jours avant la terminaison fatale. Ils sont, en général, purement séreux.

La diarrhée, excepté dans les cas foudroyants, précède le plus souvent les autres accidents ; alors elle semble présenter d'abord peu de gravité, elle est tantôt séreuse, lientérique ou jaunâtre. L'état général de l'enfant ne présente alors rien de particulier. Les fonctions languissent, mais sans altération profonde ; plus tard, dans le cours de la maladie, les selles sont le plus souvent verdâtres ; elles tachent le linge, semblent même le brûler par leur action corrosive. La coloration des matières constitue, pour quelques auteurs, un caractère pathognomonique. M. Natalis Guillot, dans ses leçons à l'hôpital Necker, est entré à cet égard dans de très belles considérations.

Le grand fait qui indique pour lui l'état régulier des fonctions digestives, est la neutralité des garde-robes ; c'est le point de départ qu'il faut prendre pour apprécier les mêmes matières dans l'état maladif. Pour constater la neutralité des déjections, on applique directement le papier de tournesol sur l'anus, afin d'éviter le contact de l'urine qui est acide.

Dans les déjections de l'enfant sain, on retrouve les mêmes matériaux que dans le lait, moins le sucre, et de plus un peu de matière colorante, qui n'est que de la bile. Lorsque les matières deviennent acides, on voit se produire des modifications étranges dans leur composition. La proportion d'eau devient trois ou quatre fois plus considérable; cette eau contient de la caséine en dissolution, et charrie des grumeaux jaunes ou verts. Ces grumeaux sont-ils de matière différente? Non. Prenez les premiers, ajoutez du vinaigre, chauffez-les, vous les transformez en grumeaux verts, et vous faites à volonté de la diarrhée verte.

La différence de couleur ne tient qu'au contact plus ou moins prolongé avec les acides gastrique et lactique; c'est toujours le caséum, qui n'est qu'à l'état de traces chez l'enfant sain, et qui est en abondance chez l'enfant malade. Toutes les fois que les matières deviennent acides, les matériaux de la nutrition, notamment le caséum et la matière grasse, au lieu d'être absorbés, sont rejetés au-dehors sans profit pour l'individu.

De ces données générales, de ces points capitaux, découlent des conséquences directes pour le traitement. Nous nous en occuperons plus tard.

Tous les auteurs sont loin d'être aussi affirmatifs sur la nature des selles. M. Bouchut déclare qu'elles n'ont pas de forme constante ; il énumère toutes leurs variétés possibles. — MM. Rillet et Barthez attribuent la coloration verdâtre au mode de traitement (calomél, bismuth). Nos observations nous rangent parfaitement du côté de M. Natalis Guillot. Du reste, les auteurs anciens, Billard, etc., M. Trousseau et ses élèves, ont insisté sur le même phénomène.

La soif est en général très vive ; peut-être parce que les boissons sont aussitôt rejetées que prises ; la langue est le plus souvent normale ; l'état du ventre ne présente rien de particulier.

Circulation. — Le choléra infantile n'est pas, de sa nature, une affection fébrile ; si, au début, le pouls s'accélère, la peau est rarement chaude ; plus tard, le pouls, devenu plus fréquent, est insensible, filiforme. Le refroidissement terminal est un des symptômes les plus importants de cette affection ; sa durée est très variable, quelquefois deux ou trois jours : il affecte surtout les extrémités et le visage.

Système nerveux, facies. — Ce qui frappe surtout dans cette affection, ce qui lui a mérité son nom, c'est l'aspect caractéristique que présentent les petits malades, l'altération des traits. Nous nous sommes déjà expliqué en parlant des causes sur les troubles qui semblent sous la dépendance du grand sympathique.

Diagnostic.

Le choléra infantile est facilement caractérisé par les vomissements incessants, la diarrhée verdâtre, l'altération des traits, le refroidissement des extrémités, la petitesse du pouls, sa terminaison presque toujours funeste.

Parmi les affections de la première enfance, qu'on pourrait confondre avec celles-ci, nous trouvons d'abord :

1° Le choléra proprement dit. Cette dernière affection est très rare dans la première enfance, tandis que l'entérite cholériforme lui est spéciale. Dans la première, les selles sont neutres, blanchâtres, au lieu d'être acides, verdâtres. Il y a des crampes, une coloration bleuâtre des téguments; en outre, la durée est beaucoup plus limitée, et l'on n'observe pas la forme graduelle et lente de la cholérine.

2° La fièvre typhoïde pourrait prêter à une confusion plus facile; cependant l'altération de la langue, le ballonnement du ventre, la fièvre intense, la nature des selles, les *sudamina*, la marche de l'affection, servent encore à mettre sur la voie. Il est de ces cas mixtes, en quelque sorte, qui peuvent faire naître un peu d'embarras. A la fin de la première épidémie que nous avons observée, ces deux affections ont semblé se succéder sans transition distincte; les enfants étaient pris de diarrhée, de fièvre, rarement de vomissements; au bout de quelques jours seulement, des symptômes abdominaux venaient à se dessiner. Au contraire, dans la 11° observation, le petit malade a présenté, dans les derniers jours, plutôt un aspect typhoïde que cholériforme. La fièvre paraissait continue, et le refroidissement n'est arrivé qu'aux dernières heures. En dehors de ce cas pourtant, les différences sont toujours bien tranchées.

La péritonite, l'invagination, se distingueront encore par la nature des vomissements (stercoraux), de la diarrhée (sanguine), le gonflement et la douleur du ventre.

Nous n'avons pas besoin d'insister sur la diarrhée liée à la dentition, qui peut amener un dépérissement graduel, mais jamais des phénomènes aussi graves.

On sait de combien d'obscurités est environnée l'histoire des entérites vermineuses; aussi, il serait difficile d'en rapporter les symptômes caractéristiques; la plupart, du reste, sont très contestables.

Mentionnons enfin la dyssenterie très rare chez les nouveaux-nés, et suffisamment caractérisée par les selles sanguinolentes.

Nous n'avons pas besoin d'étudier le diagnostic différentiel avec le ramollissement suraigu de l'estomac, puisque nous avons démontré que ces deux affections, sous des noms différents, n'en font réellement qu'une.

Traitement.

Un grand nombre de médications ont été employées pour combattre le choléra infantile; leur énumération isolée présenterait peu d'intérêt. Nous préférons suivre l'ordre de leurs indications, suivant la forme de l'affection; mais auparavant il nous parait indispensable de donner un aperçu de la pratique des divers auteurs qui s'en sont occupés.

Les Américains, les premiers, ont eu recours à un traitement tonique. Blâmés alors par leurs contemporains d'Europe, ils nous précédaient pourtant de quarante ans dans la voie que nous suivons aujourd'hui. Après avoir employé les vomitifs au début, le calomel, les frictions sèches, les vésicatoires même, ils recouraient ensuite au café, aux sucs de viande. Leurs moyens prophylactiques sont basés sur les mêmes règles : recouvrir le corps de flanelle; thé, vin de Porto, etc.; aussi, à ce propos, Billard ajoute-t-il : « Si, dès le principe, ces mé-
» decins suivaient un traitement moins inflammatoire, peut-être

» auraient-ils moins à gémir sur les ravages de cette gastro-
» entérite. Ce traitement peut réussir sous un climat différent
» du nôtre, mais je ne sais quel praticien serait tenté en France
» d'employer une pareille méthode; je ne crois pas qu'il eût à
» s'en louer. »

M. Trousseau s'est longuement étendu sur le traitement propre à combattre cette affection. Il veut d'abord que, par tous les moyens possibles, on arrête les diarrhées liées à la dentition.

Lorsque le choléra est déclaré, il faut avant tout prescrire la diète absolue, et recourir immédiatement à une médication qu'il regarde comme héroïque : le bain sinapisé, 12 à 14 minutes, deux ou trois fois par jour.

Il conseille encore l'ipécacuanha à faibles doses, l'éther, l'eau de mélisse, la décoction blanche de Sydenham, l'eau albumineuse; l'*hydrargyrum cum cretâ* rend encore des services pour arrêter les vomissements.

Il s'élève avec énergie contre la manière d'administrer l'opium. Une seule goutte de laudanum, dit-il, suffit pour jeter un enfant dans une stupéfaction qui dure quarante-huit heures; on doit commencer par un quart, une moitié de goutte. Du reste, en règle générale, l'opium ne doit jamais être ici employé; s'il arrête les vomissements, il amène trop rapidement aussi la période typhique.

Il termine en indiquant encore le sous-nitrate de bismuth, la craie préparée, l'eau de chaux, les bains frais, le nitrate d'argent en potion ou en lavements.

D'après cela, on le voit, les préoccupations de M. Trousseau, à l'égard de la dentition, lui font négliger la cholérine des premiers mois, qui lui est entièrement étrangère. La proscription de l'opium paraît trop absolue, ses craintes exagérées ; au contraire, il attribue une influence très considérable au bain sinapisé, moyen en apparence peu énergique pour combattre une affection *(totius substantiæ)* qu'on ne peut mieux comparer qu'à un empoisonnement général.

Au 17e siècle, Harris, en Angleterre, avait remarqué que, dans les entérites, la diarrhée verte était acide. Il en avait conclu en faveur de la médication alcaline. Aux enfants riches, il prescrivait des perles porphyrisées ; à ceux qui étaient pauvres, des écailles d'huîtres en poudre. Ses succès lui valurent une immense fortune. M. Natalis Guillot a repris les idées d'Harris ; aussitôt qu'il est appelé auprès d'un enfant atteint de diarrhée rougissant le papier de tournesol, il nettoie d'abord le tube digestif à l'aide d'un purgatif, et particulièrement de la scammonée administrée dans du lait sucré.

Le lendemain, bains alcalins alternés avec les bains aromatiques ou d'écorce de chêne, suivant le degré d'affaiblissement du sujet, eau de Vichy dans du lait et de la tisane pour toute nourriture, décoction blanche de Sydenham, frictions générales avec de l'alcool matin et soir. Du reste, la diète est ici une condition essentielle ; si l'enfant est au sein, il faut le sevrer ; s'il mange, on supprime toute nourriture. Il cite à cet égard l'exemple d'un enfant désespéré, guéri après quatorze jours de diète absolue.

Il nous est impossible de porter un jugement sur le traitement institué par l'auteur, en vue d'idées théoriques purement chimiques ; il nous répugne pourtant à croire à une explication aussi simple et purement mécanique d'une affection générale.

Quant aux avantages d'une diète absolue, ils sont en désaccord avec les idées courantes; on nourrit aujourd'hui dans le plus grand nombre des affections fébriles, dans la fièvre typhoïde, qui est pourtant une entérite bien grave. Cette règle semble devoir s'appliquer, à plus forte raison, à la première enfance. Pour notre compte, nous avons eu à nous louer d'avoir fait sevrer des enfants atteints de diarrhée, remplaçant le lait par le bouillon et la tisane vineuse; dans plusieurs cas, nous en avons retiré des avantages signalés, malgré les craintes exprimées par M. Trousseau. Dans l'entérite cholériforme, voulant nous assurer si le lait de la mère n'était pas le point de départ de l'affection, nous avons employé le même procédé; souvent nous avons obtenu une amélioration passagère; et si le résultat définitif a été funeste, peut-être faut-il s'en prendre à l'intensité du génie épidémique.

MM. Rillet et Barthez donnent un long exposé de tous les médicaments employés; ils reviennent aux idées américaines, insistent beaucoup sur le traitement tonique, le vin en particulier, sur la nécessité d'entretenir la chaleur du corps. Ils donnent volontiers l'opium sans redouter son action toxique; enfin, fidèles à leur point de départ, considérant l'affection comme dépendant des troubles de l'innervation, ils accordent une utilité au nitrate d'argent donné comme névrosthénique, à la dose de 1 à 3 centig.

M. le Dr Lepetit, de Poitiers, aurait tiré de grands avantages de l'acide sulfurique médicinal, à la dose de 50 centig.

Nous pourrions encore énumérer une grande quantité de moyens mis en usage pour combattre le choléra infantile; mais en cherchant à résumer ceux que nous venons de citer, nous voyons que nous pouvons les rattacher à deux catégories distinctes. Dans la première, les toniques prédominent; l'alimentation, dans certaines conditions, devient une base essentielle. Les Américains ont donné l'élan dans ce sens. MM. Rillet et Barthez et le plus grand nombre reprennent leurs errements.

Dans la seconde, le traitement antiphlogistique a ouvert la voie. Ces affections étaient alors des entérites graves, des ramollissements de l'estomac. Quoique le nom ait changé, l'idée est restée la même pour plusieurs auteurs ; les émissions sanguines sont remplacées par une diète absolue.

Quant au traitement alcalin, il constitue un aperçu à part.

Cette divergence d'idées, nous devions du reste la trouver à propos du traitement, car nous l'avons signalée dans l'historique et retrouvée dans l'étiologie de l'affection.

Les formes de l'affection peuvent en quelque sorte nous fournir l'explication de ces divergences. Quand l'affection est épidémique, les symptômes abdominaux cèdent le pas aux phénomènes généraux. Que la diarrhée soit verte ou jaune, qu'il y ait ou non entérite, il faut avant tout relever l'économie qui est sous le coup d'un empoisonnement général. Les Américains observants dans ces conditions, toute leur attention a été portée sur les phénomènes de prostration, de sidération, de refroidissement ; par suite, sur les toniques et les excitants.

Au contraire, les auteurs qui n'ont décrit que des cas isolés ont rencontré une affection toute différente, s'annonçant longtemps à l'avance par de la diarrhée, des troubles de nutrition, semblant se relier aux autres variétés d'entérite ; d'où leur médication a été tout entière dirigée sur les phénomènes abdominaux. Ici, comme presque partout, c'est autant la nature des choses que celle des idées qui a varié. Pour nous, qui avons été appelé à assister au développement des deux épidémies meurtrières, nous avons trouvé dans les descriptions des premiers écrivains une similitude complète avec les faits que nous avons observés, et, par suite, nous partageons entièrement leurs idées par rapport au traitement. Ainsi, après avoir mis en usage, au début, les vomitifs, les purgatifs, tous les révulsifs cutanés, suivant les indications, nous songeons à soutenir les forces du petit malade, dans les dernières périodes, par tous les toniques, et, dans aucun cas, nous n'avons osé soumettre des enfants de quelques mois à une diète absolue.

www.ingramcontent.com/pod-product-compliance
Lightning Source LLC
Chambersburg PA
CBHW060501200326
41520CB00017B/4882